Registre Ordonnancier des Stupéfiants

Établissement: ....

Adresse : ....

....

Téléphone : ....

Autres : ....

....

Registre ouvert le: .... / .... / ....

Registre clôturé le: .... / .... / ....

Date et heure de délivrance	No d'ordre	Personne enregistrant le mouvement	Dénomination ou formule du stupéfiant	Quantité délivrée	Patient: Nom et adresse (Précisez « **usage professionnel** » si délivré à un professionnel)
1					
2					
3					
4					
5					
6					
7					
8					
9					
10					
11					
12					
13					
14					
15					

Prescripteur: Nom et adresse	Prescription hospitalière: Nom du l'établissement ou du service	Spécialité du prescripteur (Si stupéfiant réservé)	Nom et adresse du porteur (Si différent du patient)	Justificatif d'identité du porteur (Si le porteur est inconnu du pharmacien)

Date et heure de délivrance	No d'ordre	Personne enregistrant le mouvement	Dénomination ou formule du stupéfiant	Quantité délivrée	Patient: Nom et adresse (Précisez «**usage professionnel**» si délivré à un professionnel)
1					
2					
3					
4					
5					
6					
7					
8					
9					
10					
11					
12					
13					
14					
15					

Prescripteur: Nom et adresse	Prescription hospitalière: Nom du l'établissement ou du service	Spécialité du prescripteur (Si stupéfiant réservé)	Nom et adresse du porteur (Si différent du patient)	Justificatif d'identité du porteur (Si le porteur est inconnu du pharmacien)

Date et heure de délivrance	No d'ordre	Personne enregistrant le mouvement	Dénomination ou formule du stupéfiant	Quantité délivrée	Patient: Nom et adresse (Précisez « usage professionnel » si délivré à un professionnel)
1					
2					
3					
4					
5					
6					
7					
8					
9					
10					
11					
12					
13					
14					
15					

Prescripteur: Nom et adresse	Prescription hospitalière: Nom du l'établissement ou du service	Spécialité du prescripteur (Si stupéfiant réservé)	Nom et adresse du porteur (Si différent du patient)	Justificatif d'identité du porteur (Si le porteur est inconnu du pharmacien)

	Date et heure de délivrance	No d'ordre	Personne enregistrant le mouvement	Dénomination ou formule du stupéfiant	Quantité délivrée	Patient: Nom et adresse (Précisez «**usage professionnel**» si délivré à un professionnel)
1						
2						
3						
4						
5						
6						
7						
8						
9						
10						
11						
12						
13						
14						
15						

Prescripteur: Nom et adresse	Prescription hospitalière: Nom du l'établissement ou du service	Spécialité du prescripteur (Si stupéfiant réservé)	Nom et adresse du porteur (Si différent du patient)	Justificatif d'identité du porteur (Si le porteur est inconnu du pharmacien)

Date et heure de délivrance	No d'ordre	Personne enregistrant le mouvement	Dénomination ou formule du stupéfiant	Quantité délivrée	Patient: Nom et adresse (Précisez « **usage professionnel** » si délivré à un professionnel)
1					
2					
3					
4					
5					
6					
7					
8					
9					
10					
11					
12					
13					
14					
15					

Prescripteur: Nom et adresse	Prescription hospitalière: Nom du l'établissement ou du service	Spécialité du prescripteur (Si stupéfiant réservé)	Nom et adresse du porteur (Si différent du patient)	Justificatif d'identité du porteur (Si le porteur est inconnu du pharmacien)
Prescripteur: Nom et adresse	Prescription hospitalière: Nom du l'établissement ou du service	Spécialité du prescripteur (Si stupéfiant réservé)	Nom et adresse du porteur (Si différent du patient)	Justificatif d'identité du porteur (Si le porteur est inconnu du pharmacien)

Date et heure de délivrance	No d'ordre	Personne enregistrant le mouvement	Dénomination ou formule du stupéfiant	Quantité délivrée	Patient: Nom et adresse (Précisez «**usage professionnel**» si délivré à un professionnel)
1					
2					
3					
4					
5					
6					
7					
8					
9					
10					
11					
12					
13					
14					
15					

Prescripteur: Nom et adresse	Prescription hospitalière: Nom du l'établissement ou du service	Spécialité du prescripteur (Si stupéfiant réservé)	Nom et adresse du porteur (Si différent du patient)	Justificatif d'identité du porteur (Si le porteur est inconnu du pharmacien)
Prescripteur: Nom et adresse	Prescription hospitalière: Nom du l'établissement ou du service	Spécialité du prescripteur (Si stupéfiant réservé)	Nom et adresse du porteur (Si différent du patient)	Justificatif d'identité du porteur (Si le porteur est inconnu du pharmacien)

Date et heure de délivrance	No d'ordre	Personne enregistrant le mouvement	Dénomination ou formule du stupéfiant	Quantité délivrée	Patient: Nom et adresse (Précisez « **usage professionnel** » si délivré à un professionnel)
1					
2					
3					
4					
5					
6					
7					
8					
9					
10					
11					
12					
13					
14					
15					

Prescripteur: Nom et adresse	Prescription hospitalière: Nom du l'établissement ou du service	Spécialité du prescripteur (Si stupéfiant réservé)	Nom et adresse du porteur (Si différent du patient)	Justificatif d'identité du porteur (Si le porteur est inconnu du pharmacien)

Prescripteur: Nom et adresse	Prescription hospitalière: Nom du l'établissement ou du service	Spécialité du prescripteur (Si stupéfiant réservé)	Nom et adresse du porteur (Si différent du patient)	Justificatif d'identité du porteur (Si le porteur est inconnu du pharmacien)

Date et heure de délivrance	No d'ordre	Personne enregistrant le mouvement	Dénomination ou formule du stupéfiant	Quantité délivrée	Patient: Nom et adresse (Précisez «**usage professionnel**» si délivré à un professionnel)
1					
2					
3					
4					
5					
6					
7					
8					
9					
10					
11					
12					
13					
14					
15					

Prescripteur: Nom et adresse	Prescription hospitalière: Nom du l'établissement ou du service	Spécialité du prescripteur (Si stupéfiant réservé)	Nom et adresse du porteur (Si différent du patient)	Justificatif d'identité du porteur (Si le porteur est inconnu du pharmacien)
Prescripteur: Nom et adresse	Prescription hospitalière: Nom du l'établissement ou du service	Spécialité du prescripteur (Si stupéfiant réservé)	Nom et adresse du porteur (Si différent du patient)	Justificatif d'identité du porteur (Si le porteur est inconnu du pharmacien)

	Date et heure de délivrance	No d'ordre	Personne enregistrant le mouvement	Dénomination ou formule du stupéfiant	Quantité délivrée	Patient: Nom et adresse (Précisez « **usage professionnel** » si délivré à un professionnel)
1						
2						
3						
4						
5						
6						
7						
8						
9						
10						
11						
12						
13						
14						
15						

Prescripteur: Nom et adresse	Prescription hospitalière: Nom du l'établissement ou du service	Spécialité du prescripteur (Si stupéfiant réservé)	Nom et adresse du porteur (Si différent du patient)	Justificatif d'identité du porteur (Si le porteur est inconnu du pharmacien)

Date et heure de délivrance	No d'ordre	Personne enregistrant le mouvement	Dénomination ou formule du stupéfiant	Quantité délivrée	Patient: Nom et adresse (Précisez «usage professionnel» si délivré à un professionnel)
1					
2					
3					
4					
5					
6					
7					
8					
9					
10					
11					
12					
13					
14					
15					

Prescripteur: Nom et adresse	Prescription hospitalière: Nom du l'établissement ou du service	Spécialité du prescripteur (Si stupéfiant réservé)	Nom et adresse du porteur (Si différent du patient)	Justificatif d'identité du porteur (Si le porteur est inconnu du pharmacien)

	Date et heure de délivrance	No d'ordre	Personne enregistrant le mouvement	Dénomination ou formule du stupéfiant	Quantité délivrée	Patient: Nom et adresse (Précisez « **usage professionnel** » si délivré à un professionnel)
1						
2						
3						
4						
5						
6						
7						
8						
9						
10						
11						
12						
13						
14						
15						

Prescripteur: Nom et adresse	Prescription hospitalière: Nom du l'établissement ou du service	Spécialité du prescripteur (Si stupéfiant réservé)	Nom et adresse du porteur (Si différent du patient)	Justificatif d'identité du porteur (Si le porteur est inconnu du pharmacien)

Date et heure de délivrance	No d'ordre	Personne enregistrant le mouvement	Dénomination ou formule du stupéfiant	Quantité délivrée	Patient: Nom et adresse (Précisez « **usage professionnel** » si délivré à un professionnel)
1					
2					
3					
4					
5					
6					
7					
8					
9					
10					
11					
12					
13					
14					
15					

Prescripteur: Nom et adresse	Prescription hospitalière: Nom du l'établissement ou du service	Spécialité du prescripteur (Si stupéfiant réservé)	Nom et adresse du porteur (Si différent du patient)	Justificatif d'identité du porteur (Si le porteur est inconnu du pharmacien)

Date et heure de délivrance	No d'ordre	Personne enregistrant le mouvement	Dénomination ou formule du stupéfiant	Quantité délivrée	Patient: Nom et adresse (Précisez « usage professionnel » si délivré à un professionnel)
1					
2					
3					
4					
5					
6					
7					
8					
9					
10					
11					
12					
13					
14					
15					

Prescripteur: Nom et adresse	Prescription hospitalière: Nom du l'établissement ou du service	Spécialité du prescripteur (Si stupéfiant réservé)	Nom et adresse du porteur (Si différent du patient)	Justificatif d'identité du porteur (Si le porteur est inconnu du pharmacien)

Date et heure de délivrance	No d'ordre	Personne enregistrant le mouvement	Dénomination ou formule du stupéfiant	Quantité délivrée	Patient: Nom et adresse (Précisez «usage professionnel» si délivré à un professionnel)
1					
2					
3					
4					
5					
6					
7					
8					
9					
10					
11					
12					
13					
14					
15					

Prescripteur: Nom et adresse	Prescription hospitalière: Nom du l'établissement ou du service	Spécialité du prescripteur (Si stupéfiant réservé)	Nom et adresse du porteur (Si différent du patient)	Justificatif d'identité du porteur (Si le porteur est inconnu du pharmacien)
Prescripteur: Nom et adresse	Prescription hospitalière: Nom du l'établissement ou du service	Spécialité du prescripteur (Si stupéfiant réservé)	Nom et adresse du porteur (Si différent du patient)	Justificatif d'identité du porteur (Si le porteur est inconnu du pharmacien)

Date et heure de délivrance	No d'ordre	Personne enregistrant le mouvement	Dénomination ou formule du stupéfiant	Quantité délivrée	Patient: Nom et adresse (Précisez « **usage professionnel** » si délivré à un professionnel)
1					
2					
3					
4					
5					
6					
7					
8					
9					
10					
11					
12					
13					
14					
15					

Prescripteur: Nom et adresse	Prescription hospitalière: Nom du l'établissement ou du service	Spécialité du prescripteur (Si stupéfiant réservé)	Nom et adresse du porteur (Si différent du patient)	Justificatif d'identité du porteur (Si le porteur est inconnu du pharmacien)

Date et heure de délivrance	No d'ordre	Personne enregistrant le mouvement	Dénomination ou formule du stupéfiant	Quantité délivrée	Patient: Nom et adresse (Précisez «**usage professionnel**» si délivré à un professionnel)
1					
2					
3					
4					
5					
6					
7					
8					
9					
10					
11					
12					
13					
14					
15					

Prescripteur: Nom et adresse	Prescription hospitalière: Nom du l'établissement ou du service	Spécialité du prescripteur (Si stupéfiant réservé)	Nom et adresse du porteur (Si différent du patient)	Justificatif d'identité du porteur (Si le porteur est inconnu du pharmacien)

	Date et heure de délivrance	No d'ordre	Personne enregistrant le mouvement	Dénomination ou formule du stupéfiant	Quantité délivrée	Patient: Nom et adresse (Précisez « **usage professionnel** » si délivré à un professionnel)
1						
2						
3						
4						
5						
6						
7						
8						
9						
10						
11						
12						
13						
14						
15						

Prescripteur: Nom et adresse	Prescription hospitalière: Nom du l'établissement ou du service	Spécialité du prescripteur (Si stupéfiant réservé)	Nom et adresse du porteur (Si différent du patient)	Justificatif d'identité du porteur (Si le porteur est inconnu du pharmacien)

Date et heure de délivrance	No d'ordre	Personne enregistrant le mouvement	Dénomination ou formule du stupéfiant	Quantité délivrée	Patient: Nom et adresse (Précisez «usage professionnel» si délivré à un professionnel)
1					
2					
3					
4					
5					
6					
7					
8					
9					
10					
11					
12					
13					
14					
15					

Prescripteur: Nom et adresse	Prescription hospitalière: Nom du l'établissement ou du service	Spécialité du prescripteur (Si stupéfiant réservé)	Nom et adresse du porteur (Si différent du patient)	Justificatif d'identité du porteur (Si le porteur est inconnu du pharmacien)

Date et heure de délivrance	No d'ordre	Personne enregistrant le mouvement	Dénomination ou formule du stupéfiant	Quantité délivrée	Patient: Nom et adresse (Précisez « **usage professionnel** » si délivré à un professionnel)
1					
2					
3					
4					
5					
6					
7					
8					
9					
10					
11					
12					
13					
14					
15					

Prescripteur: Nom et adresse	Prescription hospitalière: Nom du l'établissement ou du service	Spécialité du prescripteur (Si stupéfiant réservé)	Nom et adresse du porteur (Si différent du patient)	Justificatif d'identité du porteur (Si le porteur est inconnu du pharmacien)

Date et heure de délivrance	No d'ordre	Personne enregistrant le mouvement	Dénomination ou formule du stupéfiant	Quantité délivrée	Patient: Nom et adresse (Précisez «**usage professionnel**» si délivré à un professionnel)
1					
2					
3					
4					
5					
6					
7					
8					
9					
10					
11					
12					
13					
14					
15					

Prescripteur: Nom et adresse	Prescription hospitalière: Nom du l'établissement ou du service	Spécialité du prescripteur (Si stupéfiant réservé)	Nom et adresse du porteur (Si différent du patient)	Justificatif d'identité du porteur (Si le porteur est inconnu du pharmacien)

	Date et heure de délivrance	No d'ordre	Personne enregistrant le mouvement	Dénomination ou formule du stupéfiant	Quantité délivrée	Patient: Nom et adresse (Précisez « **usage professionnel** » si délivré à un professionnel)
1						
2						
3						
4						
5						
6						
7						
8						
9						
10						
11						
12						
13						
14						
15						

Prescripteur: Nom et adresse	Prescription hospitalière: Nom du l'établissement ou du service	Spécialité du prescripteur (Si stupéfiant réservé)	Nom et adresse du porteur (Si différent du patient)	Justificatif d'identité du porteur (Si le porteur est inconnu du pharmacien)
Prescripteur: Nom et adresse	Prescription hospitalière: Nom du l'établissement ou du service	Spécialité du prescripteur (Si stupéfiant réservé)	Nom et adresse du porteur (Si différent du patient)	Justificatif d'identité du porteur (Si le porteur est inconnu du pharmacien)

Date et heure de délivrance	No d'ordre	Personne enregistrant le mouvement	Dénomination ou formule du stupéfiant	Quantité délivrée	Patient: Nom et adresse (Précisez «**usage professionnel**» si délivré à un professionnel)
1					
2					
3					
4					
5					
6					
7					
8					
9					
10					
11					
12					
13					
14					
15					

Prescripteur: Nom et adresse	Prescription hospitalière: Nom du l'établissement ou du service	Spécialité du prescripteur (Si stupéfiant réservé)	Nom et adresse du porteur (Si différent du patient)	Justificatif d'identité du porteur (Si le porteur est inconnu du pharmacien)
		-44-		

Date et heure de délivrance	No d'ordre	Personne enregistrant le mouvement	Dénomination ou formule du stupéfiant	Quantité délivrée	Patient: Nom et adresse (Précisez « **usage professionnel** » si délivré à un professionnel)
1					
2					
3					
4					
5					
6					
7					
8					
9					
10					
11					
12					
13					
14					
15					

Prescripteur: Nom et adresse	Prescription hospitalière: Nom du l'établissement ou du service	Spécialité du prescripteur (Si stupéfiant réservé)	Nom et adresse du porteur (Si différent du patient)	Justificatif d'identité du porteur (Si le porteur est inconnu du pharmacien)

	Date et heure de délivrance	No d'ordre	Personne enregistrant le mouvement	Dénomination ou formule du stupéfiant	Quantité délivrée	Patient: Nom et adresse (Précisez «usage professionnel» si délivré à un professionnel)
1						
2						
3						
4						
5						
6						
7						
8						
9						
10						
11						
12						
13						
14						
15						

Prescripteur: Nom et adresse	Prescription hospitalière: Nom du l'établissement ou du service	Spécialité du prescripteur (Si stupéfiant réservé)	Nom et adresse du porteur (Si différent du patient)	Justificatif d'identité du porteur (Si le porteur est inconnu du pharmacien)

	Date et heure de délivrance	No d'ordre	Personne enregistrant le mouvement	Dénomination ou formule du stupéfiant	Quantité délivrée	Patient: Nom et adresse (Précisez « **usage professionnel** » si délivré à un professionnel)
1						
2						
3						
4						
5						
6						
7						
8						
9						
10						
11						
12						
13						
14						
15						

Prescripteur: Nom et adresse	Prescription hospitalière: Nom du l'établissement ou du service	Spécialité du prescripteur (Si stupéfiant réservé)	Nom et adresse du porteur (Si différent du patient)	Justificatif d'identité du porteur (Si le porteur est inconnu du pharmacien)

Date et heure de délivrance	No d'ordre	Personne enregistrant le mouvement	Dénomination ou formule du stupéfiant	Quantité délivrée	Patient: Nom et adresse (Précisez «usage professionnel» si délivré à un professionnel)
1					
2					
3					
4					
5					
6					
7					
8					
9					
10					
11					
12					
13					
14					
15					

Prescripteur: Nom et adresse	Prescription hospitalière: Nom du l'établissement ou du service	Spécialité du prescripteur (Si stupéfiant réservé)	Nom et adresse du porteur (Si différent du patient)	Justificatif d'identité du porteur (Si le porteur est inconnu du pharmacien)
Prescripteur: Nom et adresse	Prescription hospitalière: Nom du l'établissement ou du service	Spécialité du prescripteur (Si stupéfiant réservé)	Nom et adresse du porteur (Si différent du patient)	Justificatif d'identité du porteur (Si le porteur est inconnu du pharmacien)

	Date et heure de délivrance	No d'ordre	Personne enregistrant le mouvement	Dénomination ou formule du stupéfiant	Quantité délivrée	Patient: Nom et adresse (Précisez «**usage professionnel**» si délivré à un professionnel)
1						
2						
3						
4						
5						
6						
7						
8						
9						
10						
11						
12						
13						
14						
15						

Prescripteur: Nom et adresse	Prescription hospitalière: Nom du l'établissement ou du service	Spécialité du prescripteur (Si stupéfiant réservé)	Nom et adresse du porteur (Si différent du patient)	Justificatif d'identité du porteur (Si le porteur est inconnu du pharmacien)
Prescripteur: Nom et adresse	Prescription hospitalière: Nom du l'établissement ou du service	Spécialité du prescripteur (Si stupéfiant réservé)	Nom et adresse du porteur (Si différent du patient)	Justificatif d'identité du porteur (Si le porteur est inconnu du pharmacien)

Date et heure de délivrance	No d'ordre	Personne enregistrant le mouvement	Dénomination ou formule du stupéfiant	Quantité délivrée	Patient: Nom et adresse (Précisez «usage professionnel» si délivré à un professionnel)
1					
2					
3					
4					
5					
6					
7					
8					
9					
10					
11					
12					
13					
14					
15					

Prescripteur: Nom et adresse	Prescription hospitalière: Nom du l'établissement ou du service	Spécialité du prescripteur (Si stupéfiant réservé)	Nom et adresse du porteur (Si différent du patient)	Justificatif d'identité du porteur (Si le porteur est inconnu du pharmacien)
Prescripteur: Nom et adresse	Prescription hospitalière: Nom du l'établissement ou du service	Spécialité du prescripteur (Si stupéfiant réservé)	Nom et adresse du porteur (Si différent du patient)	Justificatif d'identité du porteur (Si le porteur est inconnu du pharmacien)

Date et heure de délivrance	No d'ordre	Personne enregistrant le mouvement	Dénomination ou formule du stupéfiant	Quantité délivrée	Patient: Nom et adresse (Précisez « **usage professionnel** » si délivré à un professionnel)
1					
2					
3					
4					
5					
6					
7					
8					
9					
10					
11					
12					
13					
14					
15					

Prescripteur: Nom et adresse	Prescription hospitalière: Nom du l'établissement ou du service	Spécialité du prescripteur (Si stupéfiant réservé)	Nom et adresse du porteur (Si différent du patient)	Justificatif d'identité du porteur (Si le porteur est inconnu du pharmacien)

	Date et heure de délivrance	No d'ordre	Personne enregistrant le mouvement	Dénomination ou formule du stupéfiant	Quantité délivrée	Patient: Nom et adresse (Précisez « **usage professionnel** » si délivré à un professionnel)
1						
2						
3						
4						
5						
6						
7						
8						
9						
10						
11						
12						
13						
14						
15						

Prescripteur: Nom et adresse	Prescription hospitalière: Nom du l'établissement ou du service	Spécialité du prescripteur (Si stupéfiant réservé)	Nom et adresse du porteur (Si différent du patient)	Justificatif d'identité du porteur (Si le porteur est inconnu du pharmacien)
Prescripteur: Nom et adresse	Prescription hospitalière: Nom du l'établissement ou du service	Spécialité du prescripteur (Si stupéfiant réservé)	Nom et adresse du porteur (Si différent du patient)	Justificatif d'identité du porteur (Si le porteur est inconnu du pharmacien)

Date et heure de délivrance	No d'ordre	Personne enregistrant le mouvement	Dénomination ou formule du stupéfiant	Quantité délivrée	Patient: Nom et adresse (Précisez «usage professionnel» si délivré à un professionnel)
1					
2					
3					
4					
5					
6					
7					
8					
9					
10					
11					
12					
13					
14					
15					

Prescripteur: Nom et adresse	Prescription hospitalière: Nom du l'établissement ou du service	Spécialité du prescripteur (Si stupéfiant réservé)	Nom et adresse du porteur (Si différent du patient)	Justificatif d'identité du porteur (Si le porteur est inconnu du pharmacien)

Date et heure de délivrance	No d'ordre	Personne enregistrant le mouvement	Dénomination ou formule du stupéfiant	Quantité délivrée	Patient: Nom et adresse (Précisez «usage professionnel» si délivré à un professionnel)
1					
2					
3					
4					
5					
6					
7					
8					
9					
10					
11					
12					
13					
14					
15					

Prescripteur: Nom et adresse	Prescription hospitalière: Nom du l'établissement ou du service	Spécialité du prescripteur (Si stupéfiant réservé)	Nom et adresse du porteur (Si différent du patient)	Justificatif d'identité du porteur (Si le porteur est inconnu du pharmacien)
Prescripteur: Nom et adresse	Prescription hospitalière: Nom du l'établissement ou du service	Spécialité du prescripteur (Si stupéfiant réservé)	Nom et adresse du porteur (Si différent du patient)	Justificatif d'identité du porteur (Si le porteur est inconnu du pharmacien)

	Date et heure de délivrance	No d'ordre	Personne enregistrant le mouvement	Dénomination ou formule du stupéfiant	Quantité délivrée	Patient: Nom et adresse (Précisez «**usage professionnel**» si délivré à un professionnel)
1						
2						
3						
4						
5						
6						
7						
8						
9						
10						
11						
12						
13						
14						
15						

Prescripteur: Nom et adresse	Prescription hospitalière: Nom du l'établissement ou du service	Spécialité du prescripteur (Si stupéfiant réservé)	Nom et adresse du porteur (Si différent du patient)	Justificatif d'identité du porteur (Si le porteur est inconnu du pharmacien)
Prescripteur: Nom et adresse	Prescription hospitalière: Nom du l'établissement ou du service	Spécialité du prescripteur (Si stupéfiant réservé)	Nom et adresse du porteur (Si différent du patient)	Justificatif d'identité du porteur (Si le porteur est inconnu du pharmacien)

Date et heure de délivrance	No d'ordre	Personne enregistrant le mouvement	Dénomination ou formule du stupéfiant	Quantité délivrée	Patient: Nom et adresse (Précisez «**usage professionnel**» si délivré à un professionnel)
1					
2					
3					
4					
5					
6					
7					
8					
9					
10					
11					
12					
13					
14					
15					

Prescripteur: Nom et adresse	Prescription hospitalière: Nom du l'établissement ou du service	Spécialité du prescripteur (Si stupéfiant réservé)	Nom et adresse du porteur (Si différent du patient)	Justificatif d'identité du porteur (Si le porteur est inconnu du pharmacien)
Prescripteur: Nom et adresse	Prescription hospitalière: Nom du l'établissement ou du service	Spécialité du prescripteur (Si stupéfiant réservé)	Nom et adresse du porteur (Si différent du patient)	Justificatif d'identité du porteur (Si le porteur est inconnu du pharmacien)

Date et heure de délivrance	No d'ordre	Personne enregistrant le mouvement	Dénomination ou formule du stupéfiant	Quantité délivrée	Patient: Nom et adresse (Précisez « **usage professionnel** » si délivré à un professionnel)
1					
2					
3					
4					
5					
6					
7					
8					
9					
10					
11					
12					
13					
14					
15					

Prescripteur: Nom et adresse	Prescription hospitalière: Nom du l'établissement ou du service	Spécialité du prescripteur (Si stupéfiant réservé)	Nom et adresse du porteur (Si différent du patient)	Justificatif d'identité du porteur (Si le porteur est inconnu du pharmacien)

Date et heure de délivrance	No d'ordre	Personne enregistrant le mouvement	Dénomination ou formule du stupéfiant	Quantité délivrée	Patient: Nom et adresse (Précisez «**usage professionnel**» si délivré à un professionnel)
1					
2					
3					
4					
5					
6					
7					
8					
9					
10					
11					
12					
13					
14					
15					

Prescripteur: Nom et adresse	Prescription hospitalière: Nom du l'établissement ou du service	Spécialité du prescripteur (Si stupéfiant réservé)	Nom et adresse du porteur (Si différent du patient)	Justificatif d'identité du porteur (Si le porteur est inconnu du pharmacien)

	Date et heure de délivrance	No d'ordre	Personne enregistrant le mouvement	Dénomination ou formule du stupéfiant	Quantité délivrée	Patient: Nom et adresse (Précisez «usage professionnel» si délivré à un professionnel)
1						
2						
3						
4						
5						
6						
7						
8						
9						
10						
11						
12						
13						
14						
15						

Prescripteur: Nom et adresse	Prescription hospitalière: Nom du l'établissement ou du service	Spécialité du prescripteur (Si stupéfiant réservé)	Nom et adresse du porteur (Si différent du patient)	Justificatif d'identité du porteur (Si le porteur est inconnu du pharmacien)

Date et heure de délivrance	No d'ordre	Personne enregistrant le mouvement	Dénomination ou formule du stupéfiant	Quantité délivrée	Patient: Nom et adresse (Précisez « **usage professionnel** » si délivré à un professionnel)
1					
2					
3					
4					
5					
6					
7					
8					
9					
10					
11					
12					
13					
14					
15					

Prescripteur: Nom et adresse	Prescription hospitalière: Nom du l'établissement ou du service	Spécialité du prescripteur (Si stupéfiant réservé)	Nom et adresse du porteur (Si différent du patient)	Justificatif d'identité du porteur (Si le porteur est inconnu du pharmacien)

Date et heure de délivrance	No d'ordre	Personne enregistrant le mouvement	Dénomination ou formule du stupéfiant	Quantité délivrée	Patient: Nom et adresse (Précisez « **usage professionnel** » si délivré à un professionnel)
1					
2					
3					
4					
5					
6					
7					
8					
9					
10					
11					
12					
13					
14					
15					

Prescripteur: Nom et adresse	Prescription hospitalière: Nom du l'établissement ou du service	Spécialité du prescripteur (Si stupéfiant réservé)	Nom et adresse du porteur (Si différent du patient)	Justificatif d'identité du porteur (Si le porteur est inconnu du pharmacien)
Prescripteur: Nom et adresse	Prescription hospitalière: Nom du l'établissement ou du service	Spécialité du prescripteur (Si stupéfiant réservé)	Nom et adresse du porteur (Si différent du patient)	Justificatif d'identité du porteur (Si le porteur est inconnu du pharmacien)

Date et heure de délivrance	No d'ordre	Personne enregistrant le mouvement	Dénomination ou formule du stupéfiant	Quantité délivrée	Patient: Nom et adresse (Précisez «**usage professionnel**» si délivré à un professionnel)
1					
2					
3					
4					
5					
6					
7					
8					
9					
10					
11					
12					
13					
14					
15					

Prescripteur: Nom et adresse	Prescription hospitalière: Nom du l'établissement ou du service	Spécialité du prescripteur (Si stupéfiant réservé)	Nom et adresse du porteur (Si différent du patient)	Justificatif d'identité du porteur (Si le porteur est inconnu du pharmacien)

Date et heure de délivrance	No d'ordre	Personne enregistrant le mouvement	Dénomination ou formule du stupéfiant	Quantité délivrée	Patient: Nom et adresse (Précisez « **usage professionnel** » si délivré à un professionnel)
1					
2					
3					
4					
5					
6					
7					
8					
9					
10					
11					
12					
13					
14					
15					

Prescripteur: Nom et adresse	Prescription hospitalière: Nom du l'établissement ou du service	Spécialité du prescripteur (Si stupéfiant réservé)	Nom et adresse du porteur (Si différent du patient)	Justificatif d'identité du porteur (Si le porteur est inconnu du pharmacien)
Prescripteur: Nom et adresse	Prescription hospitalière: Nom du l'établissement ou du service	Spécialité du prescripteur (Si stupéfiant réservé)	Nom et adresse du porteur (Si différent du patient)	Justificatif d'identité du porteur (Si le porteur est inconnu du pharmacien)

	Date et heure de délivrance	No d'ordre	Personne enregistrant le mouvement	Dénomination ou formule du stupéfiant	Quantité délivrée	Patient: Nom et adresse (Précisez «**usage professionnel**» si délivré à un professionnel)
1						
2						
3						
4						
5						
6						
7						
8						
9						
10						
11						
12						
13						
14						
15						

Prescripteur: Nom et adresse	Prescription hospitalière: Nom du l'établissement ou du service	Spécialité du prescripteur (Si stupéfiant réservé)	Nom et adresse du porteur (Si différent du patient)	Justificatif d'identité du porteur (Si le porteur est inconnu du pharmacien)

Date et heure de délivrance	No d'ordre	Personne enregistrant le mouvement	Dénomination ou formule du stupéfiant	Quantité délivrée	Patient: Nom et adresse (Précisez «**usage professionnel**» si délivré à un professionnel)
1					
2					
3					
4					
5					
6					
7					
8					
9					
10					
11					
12					
13					
14					
15					

Prescripteur: Nom et adresse	Prescription hospitalière: Nom du l'établissement ou du service	Spécialité du prescripteur (Si stupéfiant réservé)	Nom et adresse du porteur (Si différent du patient)	Justificatif d'identité du porteur (Si le porteur est inconnu du pharmacien)

Date et heure de délivrance	No d'ordre	Personne enregistrant le mouvement	Dénomination ou formule du stupéfiant	Quantité délivrée	Patient: Nom et adresse (Précisez « **usage professionnel** » si délivré à un professionnel)
1					
2					
3					
4					
5					
6					
7					
8					
9					
10					
11					
12					
13					
14					
15					

Prescripteur: Nom et adresse	Prescription hospitalière: Nom du l'établissement ou du service	Spécialité du prescripteur (Si stupéfiant réservé)	Nom et adresse du porteur (Si différent du patient)	Justificatif d'identité du porteur (Si le porteur est inconnu du pharmacien)

	Date et heure de délivrance	No d'ordre	Personne enregistrant le mouvement	Dénomination ou formule du stupéfiant	Quantité délivrée	Patient: Nom et adresse (Précisez « **usage professionnel** » si délivré à un professionnel)
1						
2						
3						
4						
5						
6						
7						
8						
9						
10						
11						
12						
13						
14						
15						

Prescripteur: Nom et adresse	Prescription hospitalière: Nom du l'établissement ou du service	Spécialité du prescripteur (Si stupéfiant réservé)	Nom et adresse du porteur (Si différent du patient)	Justificatif d'identité du porteur (Si le porteur est inconnu du pharmacien)

	Date et heure de délivrance	No d'ordre	Personne enregistrant le mouvement	Dénomination ou formule du stupéfiant	Quantité délivrée	Patient: Nom et adresse (Précisez «**usage professionnel**» si délivré à un professionnel)
1						
2						
3						
4						
5						
6						
7						
8						
9						
10						
11						
12						
13						
14						
15						

Prescripteur: Nom et adresse	Prescription hospitalière: Nom du l'établissement ou du service	Spécialité du prescripteur (Si stupéfiant réservé)	Nom et adresse du porteur (Si différent du patient)	Justificatif d'identité du porteur (Si le porteur est inconnu du pharmacien)
Prescripteur: Nom et adresse	Prescription hospitalière: Nom du l'établissement ou du service	Spécialité du prescripteur (Si stupéfiant réservé)	Nom et adresse du porteur (Si différent du patient)	Justificatif d'identité du porteur (Si le porteur est inconnu du pharmacien)

	Date et heure de délivrance	No d'ordre	Personne enregistrant le mouvement	Dénomination ou formule du stupéfiant	Quantité délivrée	Patient: Nom et adresse (Précisez «**usage professionnel**» si délivré à un professionnel)
1						
2						
3						
4						
5						
6						
7						
8						
9						
10						
11						
12						
13						
14						
15						

Prescripteur: Nom et adresse	Prescription hospitalière: Nom du l'établissement ou du service	Spécialité du prescripteur (Si stupéfiant réservé)	Nom et adresse du porteur (Si différent du patient)	Justificatif d'identité du porteur (Si le porteur est inconnu du pharmacien)

Date et heure de délivrance	No d'ordre	Personne enregistrant le mouvement	Dénomination ou formule du stupéfiant	Quantité délivrée	Patient: Nom et adresse (Précisez « **usage professionnel** » si délivré à un professionnel)
1					
2					
3					
4					
5					
6					
7					
8					
9					
10					
11					
12					
13					
14					
15					

Prescripteur: Nom et adresse	Prescription hospitalière: Nom du l'établissement ou du service	Spécialité du prescripteur (Si stupéfiant réservé)	Nom et adresse du porteur (Si différent du patient)	Justificatif d'identité du porteur (Si le porteur est inconnu du pharmacien)
Prescripteur: Nom et adresse	Prescription hospitalière: Nom du l'établissement ou du service	Spécialité du prescripteur (Si stupéfiant réservé)	Nom et adresse du porteur (Si différent du patient)	Justificatif d'identité du porteur (Si le porteur est inconnu du pharmacien)

	Date et heure de délivrance	No d'ordre	Personne enregistrant le mouvement	Dénomination ou formule du stupéfiant	Quantité délivrée	Patient: Nom et adresse (Précisez « **usage professionnel** » si délivré à un professionnel)
1						
2						
3						
4						
5						
6						
7						
8						
9						
10						
11						
12						
13						
14						
15						

Prescripteur: Nom et adresse	Prescription hospitalière: Nom du l'établissement ou du service	Spécialité du prescripteur (Si stupéfiant réservé)	Nom et adresse du porteur (Si différent du patient)	Justificatif d'identité du porteur (Si le porteur est inconnu du pharmacien)

Date et heure de délivrance	No d'ordre	Personne enregistrant le mouvement	Dénomination ou formule du stupéfiant	Quantité délivrée	Patient: Nom et adresse (Précisez «**usage professionnel**» si délivré à un professionnel)
1					
2					
3					
4					
5					
6					
7					
8					
9					
10					
11					
12					
13					
14					
15					

Prescripteur: Nom et adresse	Prescription hospitalière: Nom du l'établissement ou du service	Spécialité du prescripteur (Si stupéfiant réservé)	Nom et adresse du porteur (Si différent du patient)	Justificatif d'identité du porteur (Si le porteur est inconnu du pharmacien)
Prescripteur: Nom et adresse	Prescription hospitalière: Nom du l'établissement ou du service	Spécialité du prescripteur (Si stupéfiant réservé)	Nom et adresse du porteur (Si différent du patient)	Justificatif d'identité du porteur (Si le porteur est inconnu du pharmacien)